AF727771

EAUX

MINÉRALES ALCALINES

D'ÉVIAN

ET

MINÉRALES, FERRUGINEUSES, ACIDULES

D'AMPHION,

(SAVOIE.)

PAR LE DOCTEUR F. ANDRIER,

Inspecteur des Eaux, membre de la Société vaudoise des Sciences médicales.

Seconde Édition.

GENÈVE,

IMPRIMERIE DE P.-A. BONNANT, RUE VERDAINE, 277.

1848

T 163

AVANT-PROPOS.

L'accueil favorable qu'a reçu la première édition de cette notice, publiée il y a trois ans, m'a vivement encouragé d'en mettre au jour une seconde, beaucoup plus étendue et renfermant un plus grand nombre d'observations, dont l'ensemble et la variété contribueront, je l'espère, à rendre plus sensible et plus saillante l'efficacité des eaux minérales alcalines d'Evian, et des eaux minérales ferrugineuses acidules d'Amphion, dans une foule de maladies.

Ecartant, par respect pour le libre exercice de la médecine, tout privilége et toute prérogative de faveur vis-à-vis de mes collègues des bains, j'ai dû cependant accepter, avec reconnaissance, le titre d'Inspecteur des eaux, que m'ont conféré, cette année, MM. les propriétaires de l'établissement, en témoignage de leur gratitude particulière pour la part spéciale que j'ai prise depuis onze ans à l'extension de la réputation de ces eaux, surtout au dehors, dans un but purement philantropique et humanitaire, seul mobile qui m'ait guidé dans ces deux publications successives, et me couduira plus tard encore à les amplifier ou modifier, suivant l'opportunité.

Trop heureux, si cette nouvelle édition parvenant à la connaissance d'un plus grand nombre de médecins et méritant, comme la précédente, leurs bienveillants suffrages, fait affluer dans cette ville un plus grand concours de personnes destinées à profiter des ressources de guérison précieuses et trop inconnues que leur offrent ces eaux, contre des infirmités si opiniâtres et malheureusement si répandues.

L'AUTEUR.

EAUX
MINÉRALES ALCALINES
D'ÉVIAN.

PREMIÈRE PARTIE.

TOPOGRAPHIE.

Evian, dont l'origine est fort ancienne, doit son nom [1] aux belles eaux dont il est abondamment pourvu ; cette ville agréable, peuplée de plus de 2,000 habitants, est bâtie en amphithéâtre sur les rives savoisiennes du lac Léman, qui baigne ses murs dans sa partie inférieure, et occupe une

[1] *Aquianum, ab aquis*, nom qu'ont donné les latins à Evian, pour sa situation au bord du lac et ses belles fontaines.

position topographique des plus séduisantes qui puisse s'offrir aux regards de l'observateur.

Placé sous un ciel aussi beau que le pays, Evian jouit d'un climat tempéré ; son air salubre, d'une douce chaleur, est sans cesse agité par les brises fraîches du lac, ou par les zéphirs qui s'échappent du rideau circulaire formé par la chaîne des montagnes.

Son flanc méridional se trouve harmonieusement adossé à une chaîne de collines étalant un luxe de végétation admirable, ombragées d'arbres sur lesquels grimpe la vigne, d'arbres fruitiers et de châtaigniers gigantesques, sillonnées de toutes parts par des promenades aussi délicieuses que variées, et fournissant à chaque pas l'occasion de rencontrer les sites et les points de vue les plus magnifiques.

Au Nord, la ville est des mieux située pour contempler à loisir l'agréable perspective de la rive opposée de ce beau lac, où, dans un lointain reculé, et sur une étendue de plus de douze lieues, se dessinent grâcieusement la côte suisse et ce bel amphithéâtre de villes, villages et de campagnes cultivées, qui s'élèvent en gradins sur son penchant.

La ville, traversée d'un bout à l'autre par la célèbre route du Simplon, entretient des communications faciles avec Genève, dont elle est distante de sept lieues, soit par le moyen de la diligence du Simplon, qui fait un service quotidien alternatif entre cette dernière ville et le Valais, soit par l'entremise de voitures de louage ou à volonté que l'on trouve à discrétion à Evian et à des prix modérés. Quant aux personnes qui arrivent avec leur équipage, il leur est facultatif de se procurer des chevaux au relais des postes d'Evian.

Les baigneurs qui appartiennent aux cantons de Genève, de Vaud et aux pays circonvoisins, ont assez souvent l'occasion de recevoir des visites des membres de leur famille par la voie des bateaux à vapeur; ceux-ci, dans leurs excursions fréquentes pendant la saison des bains venant mouiller, pour plusieurs heures, au port d'Evian, y débarquent une grande affluence de voyageurs qu'ils ont recueillis à leur passage sur la rive vaudoise ou savoisienne du lac, suivant le tracé des promenades, que la Direction des bateaux a toujours le soin d'indiquer d'avance, par des affiches répandues à Genève et sur tous les points principaux des lignes de parcours.

Pour le canton de Vaud, Lausanne, Vevey et les autres petites villes du littoral suisse, un service régulier se fait quatre fois par semaine entre le port d'Evian et ses localités, au moyen de bateaux commodes, dirigés par d'intrépides bateliers, dont l'habileté et l'adresse sont héréditaires; le trajet s'effectue en une, deux, trois ou quatre heures, suivant le vent qui règne.

Chaque jour l'on peut, à son gré, faire d'agréables promenades sur le lac, se livrer à la pêche du poisson qui s'y trouve en abondance, et dont les variétés, les espèces, de qualité exquise, sont toutes très-bonnes à manger. Il n'est point rare de voir, pendant la saison des bains, nos pêcheurs prendre des truites, des ombres-chevaliers, brochets, etc., du poids de 8 à 12 livres et plus.

Le bon entretien des routes rend ce pays d'un facile accès aux étrangers, et leur permet de faire à diverses distances d'Evian des courses agréables en voiture, à cheval ou à âne, dans le but d'y remarquer des curiosités piquantes, de voir de jolis villages, dont les principaux sont : la Tour-Ronde, Lugrin, Meillerie et ses roches romantiques, Saint-Gingolph, frontière du Valais, le Boveret et la porte du Cex sur ce Canton, l'ancienne Abbaye de Ripaille et son beau parc, la belle grotte des fées à Fèternes, la fabrique de gypse fort estimé, de M. le baron Saladin, de Genève, située sur la commune d'Armoy, où l'on peut arriver par plusieurs voies, mais d'une manière fort agréable, en faisant ce trajet à pied, passant sur le territoire de la commune de Fèternes, et revenant par les waggons destinés à transporter les tonneaux de gypse sur le chemin de fer qui part de la carrière, pour aboutir sur le pont de la Drance, situé entre Thonon et Evian.

Tous les baigneurs se font un devoir de rendre visite au magnifique châtaignier de Neuvecelle, dont les proportions sont colossales : qu'on se figure un arbre d'un seul jet, haut de 75 pieds, et ayant à hauteur d'homme une circonférence de 42 pieds.

Les montagnes voisines, soit pour les richesses minérales et végétales qu'elles renferment, soit pour le spectacle ravissant et nuancé, des beautés uniques que l'œil du voyageur, ayant atteint leurs cimes, est forcé d'admirer dans l'immense horizon qui se présente à lui, fournissent également un but d'excursions intéressantes et d'études fort récréatives. Sans s'élever aussi haut, l'on parvient à découvrir facilement le Mont-Blanc, principalement depuis le village de Larringe, à une petite heure d'Evian ; lorsque l'on est arrivé au niveau des ruines du vieux château de ce nom, ce géant des Alpes se dévoile majestueusement aux regards sur une assez grande étendue.

A certaines époques de l'année, les amateurs de la belle nature, les paysagistes affluent dans ce pays où ils trouvent des vues dignes d'être reproduites, des effets de lumière remarquables, au coucher du soleil.

Qui ne serait pas frappé d'étonnement et de stupéfaction à la contemplation du magnifique tableau que présente, souvent sur le soir, le lac lorsqu'il réfléchit sur sa large surface de cristal mobile, avec les plus minutieux détails, l'image fidèle de cet enchaînement de montagnes, de collines et de brisures de paysage qui le dominent !

ÉTABLISSEMENT DES BAINS.

Placé au centre de la ville, cet établissement est divisé en deux grandes ailes de bâtiment, dont la partie inférieure est consacrée aux cabinets de bains, de douches, salon de réunion, salle à manger et de billard ; la partie supérieure est destinée aux logements des baigneurs.

Ces deux corps de bâtiment sont séparés par une esplanade carrée, plantée de beaux arbres qui l'ombragent, d'où la vue se prolonge au loin sur le port et le lac.

Jaloux de rendre le séjour d'Evian aussi agréable que possible aux étrangers qui le fréquentent, les propriétaires des eaux minérales ont enrichi leur établissement de nombreux embellissements et d'importantes améliorations ; des logements propres et commodes ont été construits, meublés à neuf, avec goût et propreté ; un nouveau système de chauffage rendant le service plus prompt, un promenoir couvert pour abriter en temps de pluie les personnes qui aiment à faire de l'exercice en prenant les eaux, une communication établie entre les terrasses et les jardins, telles sont les modifications d'utilité et d'agrément introduites dans le matériel de l'établissement, dont l'administration est confiée aux soins d'un Directeur, résidant toute l'année pour répondre aux nombreuses demandes de l'étranger, et déployant, pendant la saison des bains, tout le zèle et l'activité possibles pour satisfaire les personnes qui s'y rendent.

Le restaurant de l'hôtel des Bains ne laisse rien à désirer pour la promptitude et la régularité du service ; la table, pour sa bonté et ses prix, satisfait à toutes les exigences du luxe et de la fortune.

Il existe encore en ville plusieurs hôtels, pensions, maisons à louer, constituant un ensemble d'établissements commodes et très-bien tenus, qui, ces dernières années, ont été améliorés ou restaurés, de manière à pouvoir rivaliser avec les meilleures créations de ce genre, et à présenter, pour le service de table et de maison, tout le confortable et les commodités de la vie citadine.

HISTORIQUE DES BAINS.

La réputation des eaux alcalines d'Evian, à une époque bien éloignée de nous, ne s'étendait guère qu'au pays et à son voisinage ; ce ne fut qu'en 1789 que leurs précieuses propriétés furent mises en évidence par M. le marquis de Lessert, d'Auvergne, qui, par hasard, en ayant fait usage, se trouva, en peu de temps, guéri d'une maladie qui le tourmentait depuis quinze ans.

Quelques autres guérisons remarquables fixèrent particulièrement l'attention de MM. les docteurs Butini, de Genève, et Petit, de Lyon, qui en recommandèrent l'emploi ; dès lors, par une succession de services rendus à l'humanité, de plus en plus signalés, leur célébrité s'est propagée progressivement dans le monde médical, au point que, maintenant, ces eaux jouissent d'une grande vogue, et sont fort appréciées par les médecins de la Savoie, de l'Italie, de la Suisse et de la France, qui se sont familiarisés avec leurs vertus bienfaisantes.

DEUXIÈME PARTIE.

PROPRIÉTÉS PHYSIQUES ET CHIMIQUES DES EAUX.

L'eau alcaline est froide, insipide, incolore et inodore; son contact est tellement onctueux qu'il assouplit la peau, lui donne une fraîcheur et un velouté dignes d'être enviés par les personnes qui recherchent cet agrément dans l'emploi, pour le moins inutile, des cosmétiques les plus vantés.

La source produit une quantité d'eau toujours égale, par les temps de pluie comme par la sècheresse. Cette eau, de la plus parfaite limpidité, a un volume suffisant pour fournir à la boisson et à l'alimentation des douches et des bains. Elle forme un dépôt composé des carbonates de chaux, de magnésie, de traces de carbonate de fer et de la glairine; ce dépôt vaseux, ainsi que les incrustations calcaires épaisses qui se forment au fond des chaudières et le long des conduits, contribuent puissamment à favoriser la résolution de certaines tumeurs glandulaires comme aussi des nodus articulaires, employés sous mode de frictions.

La température de cette eau est presque invariablement de douze dégrés centigrades.

ANALYSE.

C'est en 1808 que fut fait le premier travail chimique complet sur ces eaux, par Tingry, qui lut sur ce sujet un mémoire à la société de physique de Genève; Peschier reprit ce travail en 1824 et confirma les résultats obtenus par le précédent chimiste. Enfin, en 1844, les nouveaux propriétaires des bains voulant s'assurer si ces eaux n'avaient subi aucune modification dans leur essence, chargèrent M. Barruel, chimiste distingué de Paris, d'en faire une nouvelle analyse, qui concorde parfaitement avec les deux autres déjà faites, à des intervalles fort séparés, tellement les principes minéralisateurs de ces eaux sont intimément unis et leur donnent un degré d'homogénéité parfait.

Voici le résultat du travail de M. Barruel, qui ne diffère des deux premiers que par l'absence totale du sulfate de chaux :

La pesanteur spécifique est de 10,008, l'eau distillée étant 10,000, chaque litre contient :

Acide carbonique libre,	24 millim. cubes,	
Bicarbonate de chaux,	grammes	0,101,
» de magnésie,	»	0,017,
» de soude,....	»	0,137,
Chlorure de sodium,..	des traces,	
Glairine,............	quantité indéterm.	

Comme on vient de le voir, la seule remarque qui résulte de l'analyse de M. Barruel, c'est l'absence complète de sulfate de chaux, cette circonstance explique pourquoi certains estomacs délicats supportent plus facilement de fortes doses de l'eau alcaline d'Evian, qu'une petite quantité de celles de Vichy, qui contiennent de ce sel, et par ce fait même deviennent plus pesantes, plus difficiles à digérer.

EXPORTATION.

Les expéditions de ces eaux qui se conservent très-longtemps sans subir la plus légère altération, se multiplient chaque année, soit pour répondre aux demandes directes, soit pour alimenter les dépôts nombreux créés dans les principales villes des Etats-Sardes et de l'étranger ; ce qui en facilite l'emploi aux personnes qui ne peuvent les venir boire à la source, et à celles qui doivent en continuer l'usage pour terminer la cure entreprise aux bains ou se prémunir contre le retour d'une maladie avantageusement combattue.

La saison des bains s'ouvre le 15 mai et finit à la fin de septembre, ou vers le 15 octobre.

TROISIÈME PARTIE.

PROPRIÉTÉS MÉDICINALES DES EAUX.

Mode d'administration.

On fait usage de ces eaux sous toutes les formes et de toutes les manières, en boisson, bains entiers, demi-bains, douches ascendantes ou descendantes, injections, lotions, etc.; leur mode d'emploi, quant à la dose de la boisson, la durée et la température des bains et des douches est soumis à diverses appréciations relatives à leur action sur la susceptibilité individuelle, aux résultats plus ou moins satisfaisants obtenus, comme aussi aux caractères et nuances des affections que les médecins sont appelés à traiter chez les malades qui leur sont confiés.

1° Boisson.

La boisson se prend le matin à jeun, de bonne heure, et l'après-midi plusieurs heures après les repas, par verrées de quatre, cinq ou six onces, à un quart d'heure de distance, soit au lit, soit dans le bain ou en se livrant à quelque exercice dans les allées et terrasses des jardins, lorsque le temps est beau ; cette dernière manière de boire l'eau est préférable, surtout pour les graveleux qui doivent particulièrement se lever de bonne heure pour éviter la transpiration cutanée que le séjour trop prolongé du lit occasionne, au détriment de la quantité de leurs urines, circonstance qui favorise la précipitation plus abondante des sels qu'elles contiennent.

Quelles que soient les causes pathologiques qui commandent l'usage de la boisson, il est fort important que les malades n'en brusquent pas l'emploi avant de savoir quelle dose l'estomac en pourra facilement supporter ; ce précepte de rigueur s'applique également aux bains et aux douches ; si la petite dose, prise le premier jour ne fatigue point l'estomac, on l'augmente sensiblement les jours suivants, de manière à pouvoir en boire sans répugnance, et supporter, sans incommodité, de 4 à 10 verrées avant le déjeûner, en laissant entre chacune d'elles un intervalle nécessaire pour la digestion de l'eau ; l'indication de continuer, diminuer ou augmenter la dose est basée sur l'observation et l'examen attentifs du médecin qui suit le malade, auquel ce dernier devra accorder pleine confiance.

L'oubli ou l'ignorance de ces précautions entraîne chaque année chez plusieurs malades, des inconvénients plus ou moins graves ; les uns, par indocilité ou légèreté, négligent les conseils de leur médecin, les autres, n'en réclamant point et se faisant seuls juges du caractère de leur maladie et du traitement qui lui convient, font dès le début un usage intempestif et immodéré de la boisson, des bains et des douches, l'on voit alors survenir des dérangements d'estomac, des pertes d'appétit, du dévoiement et d'autres symptômes que l'on se trouve quelquefois porté. bien à tort, d'attribuer aux effets des eaux.

Suivant la susceptibilité de l'estomac, quelques personnes supportent mieux l'eau avec un peu de sirop ou de sucre, d'autres, en prenant après chaque verrée quelques pastilles de menthe ; cette année je me suis bien trouvé , dans des cas de grande atonie des fonctions de l'estomac, de faire boire l'eau, les deux premiers jours de la cure, avec un peu de sirop de quassia, qui développe brusquement et énergiquement l'action du canal alimentaire, sans l'irriter comme d'autres amers, et dissipe bientôt cette répugnance qu'éprouvent ces malades de boire l'eau pure à jeun et la difficulté qu'ils ont à la digérer.

2° Bains.

Les bains sont un puissant auxiliaire de la boisson dont ils secondent les effets; leur température, leur application et durée varient suivant la susceptibilité individuelle et l'habitude, la nature et le caractère plus ou moins aigus de la maladie. Cependant, le plus communément les bains que l'on prend à l'établissement sont tièdes (22 à 30°), quoique pour fixer leur température, les médecins doivent moins consulter le thermomètre que les diverses circonstances que nous venons d'énumérer.

Les personnes prédisposées à la congestion cérébrale, sujettes aux vertiges, aux douleurs de tête, auront soin de n'entrer dans le bain qu'après avoir laissé échapper les vapeurs répandues dans le cabinet, et de mettre des linges froids sur la tête, ou de se la laver, ainsi que la figure, avec de l'eau froide, si la chaleur du bain les indispose.

Les bains alcalins, à la température que nous venons de désigner, constituent un des meilleurs antiphlogistiques que nous possédions, ils produisent un calme, une détente, un relâchement inexprimables qui les rendent si efficaces dans la cystite et la néphrite aigüe, dans la gravelle et les inflammations gastro-intestinales; ils diminuent l'éréthisme de la peau qui devient douce, onctueuse et acquiert, par cette modification, toutes les conditions désirables pour se délivrer des prurigo divers, des lichens ou dartres farineuses dont elle serait atteinte.

En un mot, ces bains déterminent une action révulsive sur la peau, des plus favorable ; ils y font affluer le sang en abondance et y déterminent une pléthore qui se révèle par le gonflement, l'irritation et l'épanouissement des vaisseaux capillaires recouvrant le derme, d'où résulte le transport des liquides du centre à la périphérie, au dépens des organes enflammés.

Il est bon de signaler ici une remarque faite par tous les malades ; c'est que ces bains procurent le sommeil aux personnes nerveuses, irritables qui en sont privées depuis longtemps, que ce résultat favorable se manifeste dès les premiers jours, que leur emploi soutenu n'occasionne point ce sentiment de fatigue et d'accablement général que détermine l'usage répété plusieurs jours consécutifs des bains d'eau chaude simple.

3° Douches.

Les douches favorisent puissamment l'action des bains ; suivant la direction que l'on donne au liquide, on les nomme descendantes ou ascendantes; leurs effets varient d'après la température de l'eau, le volume et la direction du jet, la durée de son application, l'élévation et la violence du choc de la colonne d'eau sur les parties malades.

Leur emploi commande une grande attention, car si cette percussion, qui caractérise leur manière d'agir et excite la vitalité des parties qui la subissent, était trop forte, il en résulterait une exaltation de la sensibilité dont le retentissement fébrile sur l'économie entière déterminerait une perturbation fâcheuse pour ses conséquences.

C'est pour ce motif que lorsque l'on débute dans l'emploi de la douche, ou que l'on a affaire à des sujets faibles, irritables, la température doit en être douce; plus élevée, s'il s'agit de stimuler énergiquement et de provoquer la transpiration; enfin, plus basse et plus prolongée si l'on veut la rendre stupéfiante et sédative; ou momentanée, si l'on recherche une vive réaction.

Le volume et la force du jet déterminent plus ou moins d'excitation. On diminue et divise la force d'impulsion de la douche en plaçant une pomme d'arrosoir à l'extrémité du tuyau qui donne issue au liquide, ou l'on recouvre pour un instant d'un morceau d'étoffe les parties qui la reçoivent.

La durée que doit avoir la douche dépend du caractère de la maladie, du siége qu'elle occupe, etc. ; il faut marcher graduellement dans son emploi, en mesurer la durée sur ses effets, à peu d'exceptions près, ne pas la prolonger au delà de vingt minutes ; la suspendre, diminuer ou réitérer, suivant le besoin.

Diverses indications fixent le choix de la direction à donner au liquide sur telle ou telle région du corps ; ainsi, dans la gravelle ou la néphrite calculeuse on dirige la douche descendante sur les lombes, afin de déterminer sur les reins et les urétères une secousse favorable à la chute des calculs peu volumineux ou des graviers, dans la vessie ; s'agit-il d'un catarrhe de vessie avec grande inertie ou paralysie de l'organe ? ce sera au-dessus du pubis, sur les lombes, la base de la colonne vertébrale et sur le périnée qu'on l'appliquera avec le plus de succès.

La douche descendante convient encore particulièrement dans les affections chroniques des viscères de l'abdomen (obstructions), dans les nodus, les raideurs des articulations, les tumeurs indolentes lympathiques ou scrofuleuses, les relâchements du vagin, du rectum, en un mot dans les affections accompagnées de la faiblesse ou de l'atonie des organes.

Les *douches ascendantes* sont spécialement indiquées dans les maladies du rectum, du vagin, du périnée, dans les hémorrhoïdes, la constipation opiniâtre. Celles-ci, par la faiblesse du courant et le peu d'impulsion de la colonne du liquide, ne deviennent vraiment efficaces qu'à la longue et par la prolongation d'un effet faible dans chacune de ses applications.

4° Injections.

Les injections expulsives ou médicamenteuses, pratiquées avec l'eau alcaline d'Evian, ont un degré d'efficacité bien connu et apprécié dans plusieurs cas pathologiques, suivant la température qu'on leur donne; on en use surtout dans le catarrhe chronique de la vessie, pour débarrasser cet organe de ses sécrétions muqueuses, purulentes ou pulvérulentes, comme aussi pour ranimer sa contractilité anéantie ou diminuée. Dans certaines formes chroniques et mêmes aigües des maladies de l'urètre, du vagin, de l'utérus et du rectum, ces injections ne rendent pas moins de service; on leur donne une propriété calmante ou adoucissante, si on les emploie à la température de la chaleur naturelle du corps et même un peu au-dessus; tonique ou excitante, si leur température est plus basse.

5° Lotions.

Les lotions ou fomentations n'ont pas un degré d'utilité aussi étendu et prononcé, on ne s'en sert guère que dans certaines irritations cutanées accompagnées de démangeaisons vives, ou dans certaines affections chroniques dont la face serait atteinte, surtout dans la forme lichenoïde; je m'en suis bien trouvé dans la blépharite glanduleuse, et l'excoriation permanente des paupières avec écoulement de mucus blanchâtre. Si l'on cherche à combattre, sur toute autre partie du corps plus ou moins étendue, des affections semblables, l'emploi des bains présente un moyen curatif naturellement plus avantageux et préférable, principalement dans les maladies chroniques de la peau où les alcalins sont indiqués.

ACTION CHIMIQUE.

Les principes minéralisateurs alcalins, contenus dans les eaux d'Evian, leur prêtent une action chimique qui se révèle, notamment, dans l'acidité des premières et des secondes voies, la gravelle, les calculs d'acide urique, de phosphate ammoniaco-magnésien, de phosphate de chaux, les concrétions tophacées favorisant la dissolution directe des éléments de ces calculs ou du mucus qui leur sert de lieu d'union, neutralisant les liquides qui, par leur acidité, ont de la tendance à se concréter et se déposer, soit dans les voies urinaires, soit autour des articulations, pour occasionner la goutte ou la gravelle, isolément ou simultanément. On sait, en effet, que ces deux maladies fraternisent souvent, 1° par leur alternative ou leur coexistence; 2° par l'élément commun de leur organisation, l'acide urique et les sels qu'il constitue; 3° par l'identité de leur développement sous l'influence des mêmes causes: l'excès des matériaux nutritifs, l'intempérance, la vie sédentaire, etc.

Les propriétés lithontriptiques des bicarbonates de soude, de chaux, de magnésie et des eaux minérales qui en contiennent, indiquées déjà par les auteurs anciens, Hoffmann, Sydenam, Rivière, Morgagni, etc., formant la base des célèbres remèdes de Joanna Stephens, à qui le Parlement accorda une récompense; d'Horace Walpole, Chittichs, ont été signalées par les auteurs modernes, Brande, Darcet, Ch. Petit, Marjolin, Amussat, Rayer, et dernièrement encore, sanctionnées par l'autorité imposante de l'Académie de Médecine de Paris, qui, dans sa séance du 9 avril 1839 (M. Bérard, rapporteur), reconnaît non-seulement aux eaux de Vichy, mais encore à toutes les eaux alcalines, la propriété d'amoindrir, ramollir les calculs d'acide urique.

ACTION PHYSIOLOGIQUE.

Ce n'est point à la propriété chimique qu'ont ces eaux, de rendre l'urine alcaline et d'acquérir par là le privilége de désagréger ou dissoudre les calculs et les graviers d'acide urique, que doit être attribué exclusivement le mérite de leur action ; mais il doit encore être rapporté à la propriété qu'elles ont de provoquer une sécrétion si abondante des urines, en diminuant l'irritation des voies urinaires, de produire une stimulation vive sur la peau et la muqueuse gastro-intestinale, enfin d'imprimer du ton aux organes assimilateurs, sécréteurs, innervateurs, en déterminant dans l'économie, d'une manière douce, insensible, des crises salutaires et des perturbations avantageuses, suivies d'effets diurétiques, laxatifs, etc., qui bientôt préparent la solution d'une foule de maladies.

APPLICATIONS THÉRAPEUTIQUES.

Ces considérations préliminaires posées, dont j'ai cru le supplément indispensable à cette nouvelle édition, pour la plus grande intelligence de l'action générale et spéciale de l'eau alcaline d'Evian, j'arriverai à la citation de plusieurs cures les plus remarquables, que mon expérience suivie, de dix années, m'a permis de constater, en évitant toutefois, par discrétion, d'indiquer le nom des personnes.

Voici le tableau des maladies principales que ces eaux combattent avec le plus de succès :

1° Les maladies du tube digestif;

2° Les maladies du foie, de la rate, sans lésion organique;

3° La gravelle, la goutte articulaire ou la néphrite goutteuse;

4° Les maladies de la vessie et leurs diverses complications;

5° Les maladies des organes génitaux, subinflammatoires, catarrhales et névralgiques;

6° Les affections nerveuses, l'hystérie, l'hypochondrie, etc.

MALADIES DU TUBE DIGESTIF.

Les eaux alcalines d'Evian conviennent dans les affections spasmodiques de l'estomac et des intestins, excitent l'appétit, facilitent les digestions, combattent la dyspepsie, la gastro-entéralgie, gastro-entérite chroniques, accompagnées de certains troubles fonctionnels, surtout d'inappétence, de vomissements, d'éructation ou de régurgitation de substances acides, gazeuses ou liquides; leur usage neutralise les acides qui se forment pendant ou après les digestions, dissipe l'état morbide de l'estomac qui le dispose aux aigreurs, en réagissant sur le système nerveux qui préside à ses sécrétions, de manière à lui donner l'excitation physiologique utile à l'accomplissement normal de ses fonctions.

L'association des bicarbonates de soude et de magnésie explique leur effet laxatif et leur utilité dans la constipation habituelle, dépendante d'une phlegmasie chronique de l'intestin, du défaut de contractilité de ses fibres musculaires, ou d'une diminution des sécrétions muqueuses ou biliaires.

Obs. Ire. — Mme T., du Châbles (Savoie), âgée de 50 ans, d'un tempérament lymphatico-nerveux, était affectée, depuis treize mois, d'une gastralgie très-intense, avec dyspepsie, qui, pendant tout ce temps, avait résisté opiniâtrement aux soins éclairés que lui avait prodigués sans relâche M. le docteur Albert, proto-médecin, à Saint-Julien (Savoie). Son estomac, d'une susceptibilité extrême, se refusait depuis six mois à tout genre de nourriture autre que le lait, à des doses encore très-minimes; aussi, malgré les lavements nutritifs aux bouillons gélatineux que son médecin lui faisait prendre fréquemment, la malade était tombée dans le marasme le plus complet, et c'est en désespoir de cause, que, la confiant à ma direction, il l'adressa aux bains d'Evian dans le courant de juillet 1843. A l'aspect de cette malade qu'animait à peine un léger souffle de vie, je perdis tout espoir de succès; l'altération de ses traits, son attitude, sa démarche, tout en elle exprimait un état de langueur profonde.

Elle se mit à l'usage de l'eau alcaline avec la plus entière méfiance d'un résultat avantageux pour son état maladif, qu'elle croyait incurable; et quoique le premier jour elle put à peine en supporter deux verrées, dès le lendemain son estomac commença à manifester pour la boisson un peu plus de tolérance, qui, devenant de plus en plus sensible, réveilla son appétit endormi depuis près d'une année; il fallut faire une étude attentive des caprices de son organe digestif, et l'habituer par une lente graduation à une alimentation substantielle et copieuse; bientôt mes efforts combinés, avec l'action de jour en jour plus apparente des eaux, la rendirent méconnaissable aux personnes qui, pour la première fois, l'avaient vu franchir le seuil de l'établissement, et son embonpoint, ses forces prirent un tel accroissement qu'elle rejoignit, au bout de cinq semaines, ses foyers, emportant avec elle tous les attributs de la santé.

Obs. II. — M. G., de Bernex, près de Saint-Julien, âgé de 40 ans environ, d'une constitution bilioso-nerveuse, adonné depuis plusieurs années à des excès de vin et de liqueurs, éprouve depuis cinq mois des dérangements notables du côté des voies digestives, avec perte considérable de l'appétit, dégoût, nausées, vomissements, ballonnement, constipation; ces symptômes réfractaires au traitement dirigé contre eux, par son médecin, excitent des craintes dans son esprit, et lui font prendre le parti de l'envoyer, dans le mois d'août 1843, aux eaux d'Evian, qui produisirent chez le malade la plus heureuse métamorphose, et, dans l'espace d'un mois, lui rendirent la vie, dans un cas où l'ancienneté du mal, et l'insuffisance d'une foule de remèdes, pouvaient faire craindre qu'il ne résistât avec tenacité à toutes les ressources de l'art.

Obs. III. — M. B., d'un tempérament sanguin-nerveux, âgé de quarante ans, eut un violent chagrin causé par la perte d'une fille chérie, dès lors son appétit diminuant sensiblement, ses digestions devinrent languissantes, s'accompagnant d'une douleur d'estomac, se déclarant principalement trois heures après l'ingestion des aliments; cette douleur, d'abord tolérable, devint très-aiguë, et s'irradia sur les intestins, déterminant vers la région ombilicale et le long du colon, un sentiment de tortillement, une vive douleur s'exaspérant pendant la digestion intestinale; ces symptômes gastro-entéralgiques, rebelles aux diverses médications tentées à Paris pour les combattre, cédèrent par enchantement et sans récidive postérieure, à l'emploi des bains, et à l'usage soutenu et abondant des eaux alcalines d'Evian prises pendant quatre semaines. Le malade était parvenu, sans le moindre effort, à supporter une cinquantaine de verrées dans le courant de la journée.

Obs. IV. — Mlle D., âgée de 48 ans, d'une constitution nerveuse, était atteinte depuis douze à quinze mois, époque correspondant pour elle aux approches de l'âge critique, d'une grande atonie des organes digestifs, et, par là, d'hypocondrie et d'état hystérique; ce fut au 1er juillet 1845 qu'elle se rendit aux bains d'Evian. La malade se mit au régime de l'eau minérale, dont elle fit usage en boisson et en bains; dès le dixième jour, l'appétit se développa, les digestions et le sommeil devinrent plus réguliers et meilleurs; enfin, après un mois de traitement, quoique la température fût presque toujours pluvieuse et froide, la malade quitta l'établissement dans un état de santé dont elle n'avait pas joui depuis longtemps.

Obs. V. — M. P., de Bossey (Savoie), âgé d'environ quarante ans, d'un tempérament bilioso-sanguin, souffrait depuis deux ans d'une gastro-entérite chronique, qui, malgré les traitements les mieux appropriés, avait subi plusieurs aggravations et améliorations successives; cette maladie paraissant depuis quelques semaines reprendre de la gravité, MM. les docteurs Albert, de Saint-Julien, et Bénit, de Lancy, appelés en consultation, conseillèrent au malade les eaux d'Evian, dont il vint faire usage dans le courant du mois d'août 1845.

D'une faiblesse extrême, le malade était soumis depuis quelque temps à un régime sévère, lait, soupes blanches, bouillon d'escargots, rarement un peu de viande. La magnésie calcinée le soulageait ordinairement lorsqu'il y avait de l'acidité des premières voies, et que les selles étaient de nature glaireuse.

Le malade commença l'usage de l'eau, en boisson, bains, en y joignant de temps en temps celui des douches ascendantes; de jour en jour, on le voyait renaître à la vie, récupérer de l'appétit et des forces, à tel point, qu'au douzième jour l'amélioration était frappante, déjà la sensibilité de l'épigastre et de l'abdomen, très-vive à la pression, à son arrivée à l'établissement, avait disparu, et au bout du vingt-cinquième jour d'une cure régulièrement suivie, il ne restait presque aucune trace de cette phlegmasie ancienne et profonde.

Obs. VI. — Un jurisconsulte de Nantua, d'un tempérament bilioso-sanguin, âgé d'environ 65 ans, fit une cure des eaux d'Aix, dans la saison de 1846, pour une affection rhumatismale; a t-il fait quelque imprudence, ou ces eaux ne lui étaient-elles pas indiquées franchement, le fait est que, dès cette époque jusqu'à son arrivée à Evian, en juillet 1847, il a été pris d'une diarrhée qui a persisté sans interruption.

Le nombre des évacuations alvines, de nature muqueuse ou séreuse, se manifestant pendant la nuit, privant le malade de sommeil, variait de quatre à cinq, tantôt accompagnées d'un sentiment de malaise général, tantôt annoncées par des douleurs instantanées, ces évacuations soutenues ont fort amaigri le malade, et l'ont plongé dans un état d'affaissement et profond découragement. Son pouls est faible, la langue blanche, l'appétit nul et les digestions mauvaises.

La boisson prise dans le début, avec les précautions d'usage, fut bien tolérée, un bain chaque jour, tous les matins et soirs un demi-lavement d'eau dégourdie; le troisième jour, le malade n'eut plus qu'une selle pendant la nuit avec moins de douleurs, dès ce jour, il n'a plus eu qu'une ou deux évacuations dans les vingt-quatre heures, naturelles et assez régulières, tous les autres symptômes se sont modifiés dans un sens aussi favorable, dès que l'irritation, exercée sur les intestins par les substances mal élaborées par l'estomac, fut dissipée, et que la stimulation produite par les eaux eut ramené à son type naturel l'action affaiblie de ce dernier organe.

Le vingtième jour le malade quitta l'établissement, des plus heureux d'avoir obtenu une amélioration si sensible et rapide dans l'état de sa santé profondément altérée depuis une année.

Obs. VII. — M. X., de Genève, d'un tempérament bilioso-nerveux, âgé d'environ 40 ans, s'adonnant très-assidûment par son état au travail de cabinet, était depuis quelque temps privé d'appétit, tourmenté de dyspepsies très-incommodes, qui dérangeaient ses digestions et l'ont fait maigrir, le foie fonctionne mal et la sécrétion biliaire, en partie suspendue, les intestins et le colon n'étant plus convenablement stimulés, il en est résulté une constipation habituelle; cet état morbide des voies digestives occasionne simpathiquement des palpitations de cœur, qui troublent le sommeil du malade, vu qu'elles sont plus fortes pendant la nuit.

Tel était l'état du malade, lorsqu'il me fut adressé par M. le docteur Prevost, de Genève, qui prescrivit dans ce cas une cure d'Evian.

La boisson, les bains et douches ascendantes furent employés avec un succès assez prompt; l'appétit se déclara, et les digestions une fois devenues plus faciles et régulières, les palpitations cessèrent par enchantement pour ne reparaître que dans deux circonstances à l'occasion de deux indigestions survenues. La stimulation portée sur le gros intestin dissipa la constipation, et l'excitation produite sur toute la muqueuse gastro-intestinale par le moyen de la boisson, détermina dans l'état du tube digestif et du foie une révulsion favorable à l'exercice normal de leurs fonctions, qui fut suivie après une cure faite en deux fois, de vingt-cinq jours en tout, d'une amélioration fort satisfaisante dans l'état de la santé du malade.

Employées sous forme de bains tempérés, de lavements ou de douches ascendantes, elles calment assez promptement la tension et la douleur qui accompagnent souvent les tumeurs hémorrhoïdales, internes ou externes, au point qu'au bout de peu de jours, elles se rident, s'affaissent et se réduisent à un très-petit volume.

J'ai obtenu ces années dernières, dans plusieurs cas analogues, cette heureuse issue. Parmi les trois plus remarquables que j'ai observés, je citerai plus particulièrement le suivant, qui rend bien raison de l'heureux effet de ces eaux dans cette occurrence :

Obs. VIII. — Mlle V. se rend à Evian, dans la saison de 1844, pour une affection hémorrhoïdale s'accompagnant de douleurs habituelles dans les lombes, de brûlement dans le ventre et de fréquentes crises de fluxions hémorrhoïdales, avec selles glaireuses et sanguinolentes, accompagnées de douleurs abdominales vives et de tenesme.

Les lotions, lavements, les bains presque froids, produisirent, dès les premiers jours, un peu de rémission dans l'état des souffrances de la malade, et donnant au traitement la direction appropriée, indiquée déjà par ce premier résultat léger, mais sensible, j'obtins de jour en jour un soulagement progressif, et les tumeurs devenant pâles, indolentes, se dissipèrent peu à peu avec le cortége des symptômes fâcheux qui les accompagnait.

On conçoit aisément que la révulsion opérée par ces eaux, et surtout l'usage des douches ascendantes, administrées à des doses et températures variées, procurant des évacuations mécaniques ou médicamenteuses, doivent être efficaces dans les hémorrhoïdes, presque toujours dues à la difficulté de la circulation des organes abdominaux et aux stases qui s'établissent dans le système de la veine-porte.

MALADIES DU FOIE ET DE SES ANNEXES.

Les eaux alcalines, prises sous plusieurs formes, fondent les engorgements viscéraux du foie, de la rate, du mésentère, de l'épiploon; dissipent l'ictère provenant d'une phlegmasie du tube digestif, du foie, du défaut d'innervation de cet organe, ou de l'obstruction des canaux biliaires par la présence de calculs, 1° en augmentant la perméabilité de ces canaux; 2° en opérant une révulsion sur les reins et la muqueuse gastro-intestinale; de manière à déterminer des évacuations abondantes de bile ou de concrétions biliaires, de couleur et de consistance différentes.

On doit également attribuer l'action des eaux alcalines, à la prompte dissolution qu'elles exercent, soit sur la matière jaune qui teint les organes, comme le pense M. Andral, professeur de pathologie générale à l'Ecole de Médecine de Paris, soit sur la matière colorante, qui, formant la majeure partie des concrétions, leur ôte de la consistance, du volume, et rend ainsi leur expulsion plus facile, de même que l'observe M. Fauconneau-Dufresne, qui ne connaît point de traitement plus rationnel pour dissoudre les calculs biliaires, que l'usage abondant des eaux alcalines. (*Bulletin de Thérapeutique*, avril 1845, et M. Bouchardat, *Annuaire de Thérapeutique* pour 1845.)

L'opinion de ces auteurs graves se trouve pleinement confirmée par le résultat que j'ai obtenu, il y a cinq ans, dans le cas suivant, commençant la série des observations que j'ai à citer sur l'efficacité des eaux alcalines d'Evian, dans les maladies du foie et de ses annexes.

Obs. Ire. — Mlle M., de Thonon, âgée de 45 ans, sur mon avis vint faire une cure à Evian pour un ictère général dont elle était atteinte depuis trois mois, rebelle à l'action des moyens usités en pareille occurrence ; elle éprouva au bout de huit jours des évacuations bilieuses fréquentes, sur lesquelles surnageaient de larges gouttes d'un liquide vert, huileux, et des débris adipocireux de calculs de cholestérine, les uns friables, les autres résistant à l'écrasement sous la pression; ces évacuations, persistant pendant une dizaine de jours, firent disparaître la teinte ictérique de la peau, dissipèrent la consistance, la coloration anormale des urines et des selles; dès lors, la malade, récupérant à vue d'œil de l'appétit et des forces, put, après quatre semaines de séjour à l'établissement, quitter Evian dans un état de santé bien satisfaisant.

Obs. II. — Mme M., de Saint-Maurice (Valais), âgée de 50 ans, d'un tempérament sanguin-bilieux, éprouvait depuis deux ans un engorgement du foie; son teint est ictérique, ses digestions difficiles, accompagnées de gonflements, de rapports acides, constipation habituelle, hémorrhoïdes internes périodiques, douloureuses. Neuf jours après le début du traitement des eaux minérales, convenablement dirigé, se manifesta une amélioration sensible, le retour de l'appétit et des forces digestives; à la constipation succéda une diarrhée bilieuse le onzième jour, après quoi les fonctions alvines devinrent régulières et quotidiennes.

Sur la fin de son séjour au bain, les hémorrhoïdes apparurent; mais, cette fois, les tumeurs présentèrent moins de gonflement et de tension douloureuse, elles parvinrent plus rapidement à leur état de vacuité et de flaccidité, résultat nécessaire du rétablissement de la circulation abdominale, coincidant avec la disparition totale de l'hépatite chronique; après un mois, la malade vit sa cure terminée de la manière la plus heureuse pour l'état de sa santé, qui n'a pas été troublée dès lors par de nouveaux accidents semblables.

Obs. III. — Mme D. V., âgée d'environ 45 ans, est atteinte depuis plusieurs années d'une affection du foie et de l'estomac, qui s'est accompagnée à plusieurs reprises de céphalalgie intense et périodique. La maladie du foie est caractérisée par de la gêne, de la tension dans l'hypocondre droit, rarement des douleurs vives.

Examinée à son arrivée aux bains d'Evian, en juillet 1844, je constatais par le palper et la percussion une légère hypertrophie du foie, l'affection de l'estomac se traduit par de vives douleurs dans la région épigastrique, sans tumeur ni tension, par des digestions laborieuses et une diminution notable de l'appétit; lorsque le mal d'estomac se fait sentir, Madame, qui, en tout temps, suit un régime sévère, est obligée de diminuer la quantité de sa nourriture; la constipation est à peu près habituelle et souvent opiniâtre; à plusieurs reprises, et surtout depuis deux mois, elle est sujette à de violents frissons qui ne sont jamais suivis de réaction, ils ne sont pas régulièrement périodiques; le système nerveux est très-impressionnable, Madame est à l'âge critique, plusieurs cures à Plombières ont produit une amélioration notable dans sa santé, particulièrement attribuée à l'usage des douches modérées sur la colonne vertébrale et l'hypocondre droit.

Tels sont les antécédents et l'état actuel de cette maladie, lorsque la cure d'Evian est entreprise. Le traitement se résume en l'usage de la boisson, bains tièdes, douches sur les lombes et l'hypocondre droit; ces dernières peu fortes. La boisson passa très-bien, malgré la grande susceptibilité de l'estomac, à la dose progressive de douze à quinze verres; la douleur devint de jour en jour moins vive, pour disparaître complètement dans le milieu de la cure, avec la gêne et la tension de l'hypocondre; l'hypertrophie du foie s'effaça peu à peu, l'appétit et les digestions devinrent meilleurs, la liberté du ventre s'établit, et, au bout d'un mois, lorsque la malade quitta l'établissement, l'on pouvait exercer une forte pression sur l'épigastre, l'abdomen, la région du foie, sans déterminer aucune douleur et reconnaître la moindre trace d'hypertrophie de cet organe.

Obs. IV. — M. Albert R., de Viry, âgé d'environ 45 ans, d'un tempérament sanguin-bilieux, souffrant depuis plusieurs mois de palpitations de cœur violentes, d'embarras du foie et de l'état suivant : paresse d'estomac, digestions et sommeil imparfaits, constipation habituelle, a été traité par divers moyens fondants et évacuants qui l'ont soulagé; mais pour le conduire à un résultat plus promptement satisfaisant, son médecin lui fait un devoir de venir faire une cure d'Évian, où il se rendit en effet en juillet 1847.

Traitement : boisson, bains tièdes prolongés dans le milieu de la cure, douches ascendantes, et descendantes sur la région du foie; le quinzième jour, le malade se trouvait mieux à tous égards, très-heureux surtout de la cessation des palpitations qui le fatiguaient autant moralement que physiquement; les évacuations une fois établies, le teint plombé du malade s'éclaircit, les bains lui ont procuré, avec le retour du sommeil, un délassement général ; enfin, après vingt-cinq jours, il s'en retourna chez lui très-satisfait de la grande amélioration survenue dans l'état de sa santé.

Obs. V. — Mme D., âgée d'environ 25 ans, d'un tempérament lymphatico-bilieux, éprouvait depuis plusieurs mois des dérangements dans les fonctions digestives, et un ensemble de symptômes morbides, pour lesquels M. le docteur Guy, de Cluses, jugea une cure d'Evian très-appropriée.

La malade, dont le teint est jaunâtre, présente au palper un léger engorgement ou empâtement du foie, peau sèche, aride, couverte çà et là de dartres furfuracées, qui ne fonctionne point, la marche et la fatigue neprovoquent pas de transpiration, selles rares, difficiles. Le traitement combiné, comme chez le sujet précédent, a obtenu un succès analogue sous tous les rapports désirables, en ajoutant que, dans ce cas, les fonctions de la peau se rétablirent parfaitement; elle devint souple, se couvrant par un exercice modéré d'une moiteur douce, que de longues courses ne pouvaient procurer avant cette cure, dont la durée fut de vingt-cinq jours, et rendit à cette malade une santé dont elle n'avait pas joui depuis longtemps.

Obs. VI. — M. le comte R., âgé de 36 ans, d'une constitution nerveuse, irritable, a fait usage pendant deux ou trois ans des eaux de Vichy, pour un engorgement notable du foie. Un peu hémorrhoïdaire, le malade présente une circularion abdominale lente; il en est résulté des diarrhées avec assez d'inflammation chronique de la membrane muqueuse gastro-intestinale; ainsi qu'on l'a déjà remarqué chez quelques sujets cités dans les précédentes observations, l'embarras de la veine-porte a déterminé des palpitations et un mouvement de sang vers le cerveau, pour lequel on a eu recours à des saignées copieuses, suivies d'une grande faiblesse musculaire et d'une diathèse analogue à la chlorose.

Lors de son arrivé à Evian, où il se rend dans le courant de juillet 1847, sur l'avis de M. le docteur Prevost, de Genève, le malade présente une circulation assez régulière, mais le foie manque encore d'action, ses selles sont peu colorées, et l'on y trouve des scybales qui indiquent du spasme dans les intestins, les digestions ne s'accomplissent pas facilement, des spasmes de l'æsophage rendent l'ingestion des liquides désagréable, le sommeil est irrégulier, agité; le foie, quoique revenu sur lui-même, présente encore un état d'engorgement sensible sous le rebord costal droit.

Le malade, considérablement faible, pâle, amaigri, est encore de temps en temps sujet à des vomissements spasmodiques. La boisson fut prise à fort petite dose pour étudier la susceptibilité de l'estomac, qui s'en accommoda assez vite; pour le début, je la fis prendre avec un peu de sucre ou de sirop de quassia, pour rendre l'eau plus tonique sans irriter; pour remplir les diverses indications que son état morbide prescrivait, les douches ascendantes et descendantes furent employées avec succès, quelques petites doses de magnésie anglaise, de temps à autre de petites préparations calmantes, antispasmodiques; tel fut le traitement suivi pendant trente jours.

L'effet en fut très-remarquable, l'atonie de l'estomac s'effaça de jour en jour, l'appétit et les forces digestives se ranimèrent, la nutrition et la circulation abdominale s'opéraient visiblement mieux; le quinzième jour, l'engorgement du foie me parut à moitié dissipé : ce changement favorable fut pour moi si surprenant, que je ne pus résister au besoin d'en rendre témoin mon estimable et savant confrère le docteur Prevost, de Genève, qui partagea mon étonnement. La cure alcaline, continuée jusqu'à la fin du mois, produisit un amendement progressif, suivi d'une amélioration devenue encore plus saillante par une demi-cure de douze jours à Amphion, à laquelle fut soumis le malade pour combattre l'anémie et la pâleur des tissus.

Obs. VII. — Une jeune personne se rendit dans le mois de juillet dernier à Evian pour y faire une cure alcaline, sur la décision de M. le docteur Mayor, de Genève, qui lui donne depuis plusieurs mois des soins pour une gastro-hépatite dont elle est atteinte.

Caractère ou état de la maladie au début de la cure. — Douleur et pesanteur dans la région du foie, débordant les fausses côtes d'un bon travers de doigt, vive sensibilité à la pression de cette partie et de l'épigastre, teint jaunâtre, langue blanche et rouge sur les bords, secrétion biliaire troublée, digestion pénible, imparfaite, évacuations intestinales rares, grises ou cendrées, sommeil très-irrégulier, imparfait.

Traitement. — Boisson, douches ascendantes, descendantes sur la région du foie, bains tièdes, régime sévère : les douches ne furent commencées que lorsque l'organe devint indolent ; le malade but dès le dixième jour dix-huit à vingt verres d'eau sans difficulté ; cette cure se termina par un résultat aussi saillant et merveilleux que le précédent pour la santé, dans l'espace d'un mois, après quoi je jugeais convenable de ne renvoyer la malade qu'après dix jours d'emploi de l'eau ferrugineuse d'Amphion, qui la fortifia beaucoup, et rendit au sang la coloration et la plasticité qui lui manquaient. J'ai été dans le cas de revoir cette intéressante malade dans le courant de l'année, jouissant de l'éclat et de la fraîcheur de la plus florissante santé.

MALADIES DE L'APPAREIL GÉNITO-URINAIRE.

L'eau minérale alcaline d'Evian exerce la plus heureuse influence dans la néphrite simple, calculeuse ou goutteuse, dans la cystite muqueuse ou le catarrhe vésical, la gravelle, le catarrhe de l'urètre, de l'utérus, la névralgie de ces organes, la goutte articulaire, etc.

Les gravelleux et les calculeux, qui en font usage, éprouvent souvent, dès les premiers jours, du calme,

1° Parce que, chez les premiers, les urines sécrétées plus abondamment et sans douleur, charrient des doses toujours croissantes de graviers, qui se déposent sous forme d'acide urique cristallisé, ou sous toute autre forme, suivant la nature ou l'espèce de gravelle, telle que, indépendamment de la gravelle rouge, celle, composée de phosphate de chaux, de carbonate de chaux, de phosphate ammoniaco-magnésien, et la gravelle pileuse;

2° Parce que les calculs d'un volume médiocre, à surface rugueuse, se couvrent d'une sorte d'urate alcalin, dont le contact onctueux modifie avantageusement l'âpreté de leur surface, pour leur frayer ensuite une route facile et glissante à travers les urétères et le canal de l'urètre.

Fréquemment témoin du succès avec lequel MM. Civiale, Leroy d'Etiolles, Souberbieille, Segalas, de Paris; Riberi, de Turin; Mayor et Maunoir, de Genève, conseillent les eaux d'Evian aux malades qu'ils ont opérés par la lithotripsie, j'ai constaté que leur usage déterminait la sortie des fragments et du détritus résultant de l'écrasement de la pierre, dont le séjour dans la vessie deviendrait infailliblement l'origine d'une nouvelle formation de calculs, que la sécrétion muqueuse qui accompagne la présence de ces fragments était entraînée au dehors, et que l'inflammation qui doit suivre l'opération était toujours prévenue ou combattue.

GRAVELLE.

Obs. Ire. — M. B. d'O. (Saône et Loire), âgé d'environ trente ans, d'un tempérament sanguin-nerveux, était affecté depuis deux ans de gravelle, se présentant dans l'urine sous forme de petits cristaux d'acide urique, se précipitant immédiatement au fond du vase contenant ce liquide, c'est-à-dire, formés dans les reins ou la vessie. Dans le courant de sa maladie, qui a présenté de l'intermittence dans l'intensité de ses symptômes, donnant lieu parfois à un sentiment de pesanteur dans la région de ces premiers organes. M. d'O. a éprouvé de temps en temps des douleurs vives et déchirantes, occasionnées par le passage plus ou moins rapide à travers l'urétère, de graviers de forme plus ou moins anguleuse et volumineuse; il est arrivé que dans ces accès l'urine cessait presque de couler, et que la petite quantité qu'il rendait était muqueuse ou sanguinolente, qu'il se plaignait d'un sentiment de chatouillement à l'extrémité de la verge, de fréquentes envies d'uriner, sans avoir éprouvé cependant la rétraction du testicule correspondant.

Bien que le malade n'ait pas souffert depuis trois mois, et que sa santé générale ne soit pas altérée, il prend le parti de venir faire une cure à Evian, on varie l'usage des bains, douches et boisson, portant, au milieu de la cure, la dose de cette dernière à vingt verres par jour ; dès le second jour, il rendit du sable rouge avec l'urine, assez abondamment; ce travail éliminatoire dura une dizaine de jours, toujours abondant, après quoi l'urine ne contenait plus de sable évacué en même temps qu'elle, de la vessie; sa précipitation, au contraire, se faisait peu à peu après le refroidissement du liquide, et devenait de plus en plus copieuse; cette dernière condition de l'urine se présenta pendant six jours.

En un mot, après une cure de vingt-cinq jours, le malade s'en retourna enchanté du résultat qu'il avait obtenu.

Obs. II. — M. d'A., de Fribourg, âgé de vingt-six ans, d'une constitution nervoso-sanguine, éprouve depuis plusieurs mois, de temps en temps, un sentiment de douleur, de chaleur et de pesanteur dans la région des reins, avec troubles dans l'excrétion de ses urines, souvent rouges, chargées de sable rouge plus ou moins abondant, suivies d'un sentiment de cuisson vive dans le trajet qu'elles parcourent, contenant parfois des mucosités ou quelque teinte de sang.

Le traitement minéral, largement employé, fit rendre au malade, dans les quinze premiers jours, des urines copieuses, chargées plus ou moins abondamment de glaires, de mucosités et de graviers, dont l'excrétion, dès le second jour, n'a pas été douloureuse; graduellement les autres symptômes de cette affection se sont dissipés, et le malade, en partant, n'avait pas, après une cure de vingt-sept jours, le moindre sentiment de son mal.

OBS. III. — M. A., de Paris, est sujet depuis plus d'une année à des coliques néphrétiques de cause calculeuse, il a vu souvent ses urines déposer un sable rouge en quantité plus ou moins considérable, et s'écouler avec une sensation vive de douleur et de chaleur, surtout sentie vers la région du col de la vessie; en dernier lieu, ses souffrances se sont exaspérées, il éprouve de fréquentes envies d'uriner et des douleurs dans les lombes très-intenses. Ses urines, examinées pour la première fois à son arrivée à Evian, sont très-rouges, déposant un sédiment composé de petits graviers d'acide urique et mucus ; appétit dépravé, langue saburrale, digestions laborieuses, sommeil très-agité.

La médication par les bains, les douches ascendantes et la boisson abondante, procura au bout de huit jours la cessation complète des douleurs; le malade rendit en abondance des urines chargées de sable et de mucosités; dès lors l'amélioration devint générale, le sommeil se déclara tranquille, les digestions devinrent faciles, et la guérison du malade se compléta parfaitement dans le séjour d'un mois qu'il fit aux bains.

OBS. IV. — M. B. St., de la Chaux-de-Fonds, âgé de quarante-sept ans, d'un tempérament sanguin, a ressenti, dans le mois d'août 1847, de vives atteintes de coliques néphrétiques qui ont duré dix-huit jours, pendant lesquels l'urine, rendue en moins grande quantité, était rouge, très-chargée de graviers, d'acide urique et de mucosités.

La cure, commencée le 6 octobre dernier, procura une sécrétion abondante d'urine contenant beaucoup de mucus, mais surtout de graviers, dont quelques-uns à bords anguleux le firent bien souffrir; le huitième jour, ce liquide était tout à fait exempt de mucosités, et s'échappait copieusement et sans douleur; ce changement dans l'état morbide ne présenta pas d'autre particularité, sauf que le malade rendit encore plusieurs jours de suite des graviers en quantité progressivement moindre, que l'on apercevait au fond du vase à travers une urine toujours claire et limpide.

Cette cure fut couronnée du plus heureux résultat dans vingt jours de durée.

Mme la baronne de S., d'une constitution forte, pléthorique, âgée d'une soixantaine d'années, vivant habituellement à Paris, éprouve depuis quelque temps un défaut de régularité dans les fonctions de la veine-porte; l'abdomen a pris beaucoup de développement. M. le docteur Prevost, qu'elle consulte à Genève, lui prescrit les eaux d'Evian pour combattre des douleurs lombaires qu'elle ressent à droite, qui lui paraissent dépendre d'une affection néphrétique calculeuse, et pour remédier encore à l'état de constipation opiniâtre à laquelle se trouve sujette cette malade.

Le diagnostic de son médecin se vérifia complètement, la médication alcaline détermina sur les reins et la vessie une révulsion favorable, qui dépouilla totalement dans dix jours les organes d'une grande quantité de sable rouge qu'ils contenaient, dissipa les douleurs résultant de leur présence, et procura, par le retour des évacuations alvines, naturelles et suivies, l'amélioration la plus satisfaisante pour l'état de la malade, qui devint plus alerte, et assez agile pour se livrer pendant une heure et plus à l'exercice de la promenade sans fatigue, tandis qu'auparavant il lui eut été impossible de faire un quart d'heure de marche.

NÉPHRITE GOUTTEUSE.

Obs. Ire. — Mme M., de Nantua, âgée d'environ 40 ans, d'un tempérament bilioso-nerveux, est atteinte depuis deux ans d'une affection des voies urinaires, accompagnée de douleurs dans les lombes, et dans le trajet de l'urétère, avec engourdissement du membre correspondant ; ses urines contiennent souvent des mucosités et de l'acide urique cristallisé, tenu en suspension et s'échappant au moment de leur émission; d'autres fois, elles ne déposent ce sel qu'après quelques heures de repos.

Dans l'intervalle de ses attaques néphrétiques, elle a ressenti des douleurs vagues dans les articulations des pieds et des mains dont plusieurs se sont garnies de concrétions tophacées.

Sous l'influence d'une cure suivie avec régularité, pendant laquelle la boisson, les bains et les douches furent assez largement employés, la malade obtint un résultat très-favorable; le sommeil et les digestions perverties, se rétablirent parfaitement. Pendant les 15 premiers jours, l'urine abondamment sécrétée et sans douleur, contint presque continuellement une assez forte dose de sable, surtout celle du matin, et successivement les concrétions articulaires se ramollirent et se dissipèrent ensuite peu à peu, au point qu'après un mois de séjour aux bains, il n'en restait pas vestige.

Obs. II. — Mme P., de Gex, âgée de 44 ans, d'un tempérament lymphatico-nerveux, ayant joui d'une assez bonne santé jusqu'à l'âge de 40 ans, a ressenti dès cette époque, mais surtout depuis sa dernière couche, qui remonte à neuf ans de date, de fréquentes atteintes d'érysipèle vague et ambulant ; plus tard, divers phénomènes morbides se sont présentés, qui peuvent se résumer dans les nuances suivantes : Aberrations de l'appétit, digestions pénibles, irritation et inflammation gastro-entériques, alternative de diarrhée et de constipation, irritation du col de la vessie, envies fréquentes d'uriner, des symptômes de néphrite goutteuse, qui se traduisent par le caractère suivant : Urine rouge habituellement, déposant assez souvent, pendant un certain temps, des mucosités et du sable rouge cristallisé ; d'autres fois, ce liquide, quoique moins rouge, est acide, tient en suspension de petits graviers d'acide urique, qui se déposent, après quelques heures de repos, autour du vase ; par coïncidence avec cet état, existe un gonflement tophacé des articulations phalangiennes des pieds et des mains, des douleurs assez vives et continues sur l'articulation scapulo-humérale droite, qui en gênent assez le mouvement pour lui empêcher de lacer son corset.

La médication alcaline, entreprise à Évian dans le courant du mois d'août 1847, fut bientôt suivie d'un succès rapide ; les urines sécrétées copieusement, dépouillent les reins et la vessie des mucosités et des graviers qui l'obstruaient, elles deviennent alcalines ; des évacuations alvines se manifestent régulièrement, sans être accompagnées de douleurs, que la malade ne ressent plus également du côté des voies urinaires ; les concrétions tophacées articulaires disparaissent totalement, les mains et les pieds récupèrent ainsi que l'épaule, la liberté de leurs mouvements.

Ce beau succès est le fruit d'une cure de 17 jours que la malade n'a pu, pour affaires de famille, prolonger plus loin, comprenant en détail 12 bains, 7 douches; pour la boisson, l'un dans l'autre 12 à 15 verrées par jour.

Obs. III. — Mme R., âgée de 50 ans, d'une assez forte constitution, a été, à plusieurs reprises, frappée d'attaques de goutte; cet état goutteux la parcourt, comme il le fait ordinairement chez les femmes, sans présenter quelque chose de bien déterminé; elle porte sur les doigts des mains de petites nodosités qui gênent le mouvement de ces articulations et le rendent douloureux.

La malade se rendit à Evian pour faire une cure alcaline, appropriée à son genre d'affection. La boisson, prise avec modération dans le début, pour étudier la susceptibilité de la poitrine, a été fort bien supportée avec le temps voulu jusqu'à la dose de 10 à 12 verres par jour; des douches ont été données sur les doigts tuméfiés, des frictions pratiquées autour de leurs articulations avec le dépôt des tubes et des chaudières ramolli, des bains tièdes prolongés chaque jour; ce traitement suivi pendant un mois, rendit beaucoup de souplesse à ces articulations, et dissipa presque en totalité les nodosités; il occasionna aussi sur les reins et la vessie une révulsion utile et favorable à l'expulsion d'une assez forte quantité de sable rouge dont les urines accusèrent pendant quelques jours, la présence.

CATARRHE VÉSICAL.

Dans la notice que j'ai publiée sur ces eaux en 1845, je n'avais pas cru devoir citer des observations concernant l'efficacité prompte, sûre et presque toujours invariable des eaux alcalines d'Evian dans la gravelle, la néphrite goutteuse et le catarrhe vésical; mais la pensée que ce nouveau travail pourrait encore rencontrer des médecins auxquels les propriétés de ces eaux sont imparfaitement connues ou ignorées, m'a déterminé, ainsi que je l'ai fait pour les maladies précitées, de consigner à l'endroit du catarrhe vésical, quelques cas de cures remarquables présentant des nuances variées de graves complications, dont l'heureuse et rapide terminaison sera de nature à donner une idée précise et nette de l'action de cette eau minérale dans les formes plus simples de cette affection.

Obs. Ire. — M. Just. M., de Lausanne, septuagénaire, d'un tempérament sanguin-bilieux, atteint, depuis plusieurs années d'un catarrhe vésical chronique qui a suivi sans cause bien appréciable, les phases alternatives de l'état aigu à l'état chronique, a remarqué de temps à autre, dans ses urines, des stries et des mucosités expulsées sans douleur et sans gêne; mais, depuis quelques mois, plus particulièrement attaché à un travail de bureau qui le forçait d'être sédentaire, le malade a vu son affection s'aggraver, et dans le but de la combattre, il vient faire une cure d'Evian, sur la recommandation de M. le docteur Burnier, de Lausanne, son médecin ordinaire.

Etat actuel à l'arrivée du malade :

Grande prostration de forces, anéantissement, teint plombé, fièvre modérée, inappétence, dyspepsie, constipation, urines fades, nauséeuses, chargées d'abondantes mucosités grisâtres, adhérentes les unes aux autres, provoquant parfois, avant et après d'uriner, suivant leur volume et leur densité, des douleurs et des cuissons vives que le malade ressent non-seulement à l'extrémité du pénis, mais encore au col de la vessie, répondant jusqu'à l'anus, et sur la région hypogastrique; quand surtout existe la difficulté d'uriner, ces mucosités isolées et agitées dans de l'eau se soulèvent par de petites masses filamenteuses, et la surnagent sans se mêler à elle; le sommeil assez bon, n'est interrompu que par le besoin d'uriner.

Le malade fit usage de la médication alcaline sous toutes les formes; mais la boisson en a formé l'élément principal et a bien passé, à dose encore assez élevée; le résultat, dans l'espace d'un mois, fut parfait; le retour de l'appétit, du sommeil, la diminution, puis la disparition des mucosités contenues dans l'urine, la cessation de tous les symptômes de cette affection chronique se manifestèrent, suivis du rétablissement le plus heureux des forces et de la santé du malade, qui s'est bien maintenue, au rapport que m'en a fait plusieurs mois après, son médecin.

Obs. II. — M. G., de Divonne, âgé de 37 ans, d'une constitution bilioso-nerveuse, se rendit sur le conseil de son médecin, aux bains d'Évian, pour une affection assez grave des voies urinaires, dont il était atteint depuis plus d'une année.

Le malade examiné pour la première fois, présente à mon examen, l'état suivant : Fatigue extrême, teint jaune, anorexie, digestions laborieuses, douleurs hypogastriques et lombaires vives, pesanteur vers le col de la vessie, sommeil troublé par les besoins plus fréquents d'uriner la nuit que le jour, cette fonction ne s'opère qu'après quelques efforts suivis, sur la fin, d'un sentiment d'ardeur plus cuisante.

L'urine fétide constitue un mélange de matières sanguinolentes, pulvérulentes, fangeuses; elle contient parfois des caillots de sang qui gagnent le fond du vase avec la portion glutineuse et glaireuse de ce liquide; la partie la moins épaisse et la moins dense qui surnage est cependant colorée, elle teint le papier et le linge en rouge sang.

Le malade commence à faire usage de la boisson à dose graduellement plus élevée, prend un bain chaque jour, et dès le quatrième, quoique les urines continssent toujours beaucoup de mucosités, de sable rouge ou de petits filaments de sang, elles étaient moins rouges, et l'on pouvait, à travers la partie qui surnageait devenue plus transparente, distinguer la couleur, la quantité et la qualité du dépôt.

Pendant que la boisson et les douches exercent leur favorable influence, les bains prolongés opèrent un soulagement remarquable dans l'état décrit des souffrances du malade, la vessie, de jour en jour se dégage de ses matières anormalement sécrétées, avec moins de douleur et de fréquence dans l'exercice de ses fonctions; l'appétit, le sommeil, les digestions, le teint du malade sont meilleurs; les forces renaissent visiblement. Le quatorzième jour, les urines sont de couleur citrine et ne contiennent plus qu'un peu de sable d'acide urique; successivement, l'amélioration suivant une marche progressivement heureuse, conduit le malade dans moins d'un mois, au terme de cette sérieuse affection.

Obs. III. — M. P., de Besançon, âgé d'environ 40 ans d'une constitution bilioso-sanguine, vint à Evian, d'après le conseil de son médecin, pour une affection de vessie catarrhale compliquée, dont il souffre depuis onze mois, qui lui a causé la perte de l'appétit, du sommeil, de la dyspepsie, et l'a plongé dans un grand état de faiblesse et d'amaigrissement.

Appelé à lui donner des soins, je signalai la présence d'une douleur fixe sur la région des reins et de la vessie, se propageant à l'extrémité du gland, de fréquentes envies d'uriner, avec sensation de brûlement et de cuisson ardente au col de la vessie pendant la mixtion, urines bourbeuses, noirâtres, nauséabondes, déposant avec assez d'abondance, des caillots de sang, des glaires et des graviers.

Le malade boit quatre ou six verres le premier jour et augmente graduellement; des bains tièdes prolongés tous les jours, et des douches, suivant l'indication résultante, sur les reins et l'hypogastre lorsque les douleurs de ces régions sont moins intenses; déjà le cinquième jour, l'urine est moins trouble, les matières qu'elle contient se divisent mieux, le dépôt se porte au fond du vase et la partie supérieure du liquide est plus claire; la sécrétion de cet organe, très-abondante, de jour en jour se débarrasse avec moins de souffrance de la quantité de mucosités et d'autres corps étrangers qui l'obstruent.

Le douzième jour, plus de dépôt dans les urines et de souffrance pendant leur excrétion, souvent elles sont claires comme l'eau que le malade boit et digère bien à la dose de 15 à 20 verres par jour; elles prennent, avec la diminution de la boisson, la couleur normale, citrine; l'estomac recherche avidement les aliments et les digère facilement, le ventre fonctionne avec régularité.

Au dix-huitième jour de sa saison, le malade dort d'un sommeil paisible qu'aucun besoin attaché à la souffrance ne vient plus troubler; l'embonpoint et les forces renaissent à vue d'œil; l'amélioration jusque-là sentie, s'achemine vers une terminaison toujours plus favorable au rétablissement du malade, qui au bout de vingt-cinq jours, s'en retourna chez lui bien portant, heureux d'avoir rencontré en si peu de temps un remède efficace contre une affection ancienne et rebelle aux traitements les mieux dirigés, dont l'eau de goudron seule, en boisson et en injections, avait réussi pour quelque temps, à modérer les symptômes d'intensité, sans jamais les détruire.

Je terminerai l'historique des faits de guérisons de catarrhe vésical au moyen des eaux alcalines d'Evian, par le récit d'une observation dont les circonstances étonneront le lecteur, comme elles ont frappé les personnes qui en ont reconnu l'authenticité pendant la saison dernière. Voici le fait :

M. Bovet-Feltz, de Neuchâtel (Suisse), atteint depuis quelques années d'un catarrhe vésical opiniâtre, se rendait, dans le mois de juillet 1847, à Paris, afin de consulter pour son affection les célébrités médicales de cette capitale du monde savant. Des circonstances indépendantes de sa volonté l'ayant forcé de revenir sur ses pas, il rentre chez lui, et de là se rend à Evian pour y faire une cure qui lui fut conseillée.

Il ne consulte personne. Le premier jour, il boit dix verres d'eau; il en prend autant les deux jours suivants, et dès le troisième jour, son catarrhe n'existe plus; il a continué à séjourner un mois à Evian, buvant chaque jour la même quantité d'eau, ne prenant des bains que par mode hygiénique; aucun symptôme de sa maladie n'a reparu, et il part complètement guéri.

Ce fait, bien que merveilleux, invraisemblable, n'en est pas moins vrai; je m'en suis assuré personnellement; et il est attesté par une personne digne de foi, libre, indépendante par son caractère honorable et sa position sociale brillante. J'ai mérité l'agrément de citer le nom de la personne qui a obtenu cette merveilleuse guérison; je m'en suis servi, pour fournir aux incrédules qui n'admettent les faits que lorsqu'ils les expliquent, le moyen facile d'aller aux renseignements, qui ne leur seront pas plus refusés qu'à moi et aux nombreux baigneurs qui ont félicité celui qui peut les fournir.

On obtient de très-bons effets de l'eau d'Evian, en injections ou irrigations dans la vessie, au moyen de la sonde à double courant de M. Jules Cloquet : 1° dans la cystite muqueuse simple, qui est une maladie purement locale, et par ce motif, doit avec fruit être attaquée localement; plus encore dans la calculeuse, pour désobstruer l'organe des mucosités qui enveloppent les calculs et les rend réfractaires à l'action des alcalis, ainsi que l'a signalé M. Ch. Petit Inspecteur adjoint des eaux de Vichy; 2° dans l'incontinence d'urine due à un relâchement, à l'atonie du col ou du corps de la vessie ; 3° la rétention dépendante de l'abolition de la contractilité, de la sémi-paralysie de l'organe excréteur de l'urine; 4° dans l'hématurie provenant de la sur-distension des parois vésicales par le séjour forcé de l'urine dans la vessie, avec spasme du col ou atonie du corps.

Dans deux cas d'incontinence d'urine, due aux causes sus-signalées, avec une névralgie ou une extrême irritabilité du col comme on le remarque presque toujours dans cet état morbide ; j'ai eu recours avec assez de bonheur à ce traitement local qui marchait de front avec avec l'emploi combiné des bains froids, douches *idem*, sur le périnée, le bas-ventre, la partie interne et supérieure des cuisses. Je commençai, dans ces deux cas, par l'introduction d'une sonde en gomme élastique d'un petit calibre, pour respecter la vive sensibilité du col; la vessie débarrassée de son contenu, je pratiquai d'abord des injections tièdes, puis froides, et pour le reste, je me conduisis avec les précautions que nous indiquaient MM. Civiale et Leroy, le premier dans son service spécial des maladies des voies urinaires, à l'hôpital Necker; le second, dans ses leçons publiques sur cette spécialité faites à l'Ecole pratique, pour augmenter graduellement le calibre des sondes, les retirer et régler l'écoulement du liquide injecté ou de l'urine, suivant la diminution ou l'augmentation de la contractilité de la vessie.

AFFECTIONS DE L'UTÉRUS.

Les personnes du sexe, nerveuses, irritables, douées d'une excessive sensibilité ou excitabilité des organes génitaux, sujettes à des coliques cataméniales, soit à la dysménorrhée hystéralgique, comme l'appelle M. Gendrin, qui fait que la menstruation chez les personnes présentant d'ailleurs tous les caractères extérieurs d'une bonne constitution, ne s'opère qu'avec des accidents spasmodiques ou hystériformes, sujettes à des leucorrhées sans altération du col de l'utérus ou à un état sub-inflammatoire de cette partie de l'organe, avec engorgement, érosions, ulcérations et granulations légers, se trouvent très-bien des eaux d'Evian administrées en bains tièdes prolongés qui, je l'ai toujours vu, produisent une détente nerveuse générale; l'effet des douches dirigées vers l'organe malade ou de toute autre manière est également admirable.

J'en ai obtenu dans deux cas un beau résultat, dont l'un est connu de M. Maunoir neveu, de Genève, consistant en un engorgement inflammatoire aigu du col de l'utérus; lorsque l'engorgement inflammatoire eut été combattu par les antiphlogistiques locaux deux fois employés, l'action résolutive et calmante des eaux fit revenir l'organe à son volume normal et dissipa son affection beaucoup plus tôt qu'on ne l'eût obtenu par les moyens usités en pareille circonstance.

HYPOCHONDRIE.

Si j'ai avancé que les eaux d'Evian convenaient dans l'hypochondrie, c'est que j'ai vu ce résultat dans les cas de gastralgie hypochondriaque que nos eaux ont guéris, dont j'ai cité des exemples que j'aurais voulu multiplier, si je ne devais respecter les bornes que m'impose ce travail; mais je dois avouer aussi que, dans deux cas de névrose hypochondriaque proprement dite, j'ai remarqué de l'aveu même des malades, les exacerbations, les paroxismes de cette maladie, diminuer d'intensité et leurs accès s'éloigner. J'ai vu l'année dernière un personnage de Paris qui, ayant éprouvé de violents chagrins par suite de pertes considérables qu'il avait faites, était devenu hypochondriaque, ayant consulté tous les médecins possible pour cette maladie protéiforme; eh bien, les chaleurs à la tête, les palpitations de cœur nerveuses, les sensations spasmodiques indéfinissables qu'il ressentait dans le ventre, et une foule d'autres malaises, sont devenues moins vives et moins fréquentes; il pouvait maîtriser plus facilement ces idées déraisonnables qui venaient brusquement l'assaillir, lui inspirer le dégoût de la vie et le penchant au suicide.

Je livre ces remarques sans commentaires à

l'examen de mes confrères; je ferai seulement observer que les effets des eaux d'Evian dans les névroses de l'estomac, de la vessie, de l'utérus, sont très-avérés, et que, partant, leur plus ou moins de succès dans l'hypochondrie, quoiqu'il y ait encore beaucoup à dire et à apprendre sur cette maladie, ne doit point paraître récusable et surprenant, d'autant plus que la logique des faits même inexplicables, doit être respectée avant tout.

GOUTTE ARTICULAIRE.

Je n'ai pas confondu dans le même article la goutte articulaire avec la néphrite goutteuse, qui ont entre elles plusieurs traits de ressemblance, parce que je n'ai pas remarqué dans la première la même acidité des urines, la précipitation des cristaux d'acides uriques après le refroidissement et les douleurs dans la région des reins, inséparables de la néphrite goutteuse, comme le fait observer M. Rayer.

L'utilité des eaux d'Evian dans la goutte articulaire a été démontrée pour la première fois, il y a bien des années, en la personne d'un ministre anglais habitant la Suisse, atteint tout à la fois de la goutte et de la gravelle. Ce malade, que le seul espoir de se délivrer de cette dernière infirmité conduisit aux bains d'Evian, fut doublement satisfait de leur action bienfaisante, qui non-seulement le guérirent de la gravelle, mais encore de l'accumulation des tophus qui déformaient plusieurs articulations phalangiennes de ses doigts et de ses mains.

Obs. Ire. — Un jeune homme de Neuchâtel (Suisse) arriva, il y a quelques années à Evian, comme perclus, se servant de béquilles, en raison de la gêne et de la douleur que lui occasionnait le mouvement des articulations du genou, du coude-pied, métarcapo et métartaso phalangiennes des pieds et des mains entourées de concrétions tophacées volumineuses; son estomac se trouvant dans une condition assez favorable pour lui permettre de faire sans accident un usage assez large de la boisson, prenant d'ailleurs presque tous les jours des bains et de temps en temps des douches locales; les concrétions se ramollirent, se résorbèrent peu à peu, au point que dans un mois il quitta Evian avec ses articulations libres, léguant ses béquilles à l'établissement en témoignage de l'éclatante guérison qu'il devait aux eaux. Bien que ces deux faits, comme beaucoup d'autres aussi saillants qui ont trait à l'efficacité de ces eaux dans la maladie qui nous occupe n'aient pas été dévoilé, j'ai été témoin et observateur attentif du second; et comme ils sont d'ailleurs tous deux de notoriété publique, je me permets de les livrer à l'appréciation de mes confrères qui les utiliseront au profit de l'humanité souffrante.

Obs. II. — Dans le courant du mois d'août 1844, je donnais des soins à Mlle R., des environs de Vevey, adressée à Evian par M. le docteur Lambossi, de Nyon, pour y être traitée de la goutte la plus douloureuse qui empoisonnait son existence depuis plusieurs années. Au début de la cure, les articulations des poignets, des phalanges de ses doigts et de ses orteils, garnies de dépôts tophacés très-épais et durs, étaient, pour ainsi dire, ankilosées; la malade but, tous les jours des doses de plus en plus fortes d'eau qu'elle digérait fort bien, fit usage des bains et surtout des douches descendantes sur les parties intéressées; et bientôt, quel changement sensible s'était manifesté dans l'état de la malade! Les concrétions devenues molles, donnant à la pression la sensation d'un corps gélatineux, l'exsudation d'un liquide visqueux, onctueux, à travers les articulations couvertes d'une forte éruption de boutons, la presque résorption de la matière des tophus coïncidant avec le retour proportionnel des mouvements articulaires et la présence de l'acide urique dans les urines, le sommeil et l'appétit récupérés : tels sont les phénomènes physiologiques développés par l'emploi de nos eaux, pendant trois semaines, qui pronostiquaient à la malade le plus heureux dénoûment, lorsque son départ fut brusquement nécessité par l'apparition du vent du nord-ouest qui, soufflant avec violence, accompagné de pluies diluviennes, rafraîchit considérablement la température atmosphérique.

Il résulte de l'observation de ces faits et de beaucoup d'autres remarqués, soit par mes confrères, soit par moi :

1° Que les eaux alcalines d'Evian sont d'une efficacité incontestablement avérée dans la goutte articulaire;

2° Qu'elles rendent les accès de cette maladie

moins fréquents, moins longs, douloureux et intenses dans les années qui suivent la cure, surtout la première;

3° Que si elles ne guérissent pas entièrement les malades, elles procurent un immense soulagement dans l'état des parties souffrantes, entraînant avec lui une conséquence analogue dans l'ensemble des fonctions digestives et urinaires qui participent à l'amélioration générale;

4° Que pour une plus grande garantie de succès, les malades devraient répéter la cure pendant trois ou quatre années consécutives, suivant le besoin.

Se soumettre aux diverses prescriptions hygiéniques imposées par les conditions de leur état de santé, suivre une diète presque exclusivement végétale, et autant que possible se mettre à l'abri de l'humidité, des vicissitudes atmosphériques qui exercent une influence prononcée sur le retour des accidents.

EAU

MINÉRALE FERRUGINEUSE, ACIDULE

D'AMPHION.

Au nombre des sources minérales ferrugineuses qui existent aux environs d'Evian, il en est une qui mérite une citation toute spéciale par son degré d'énergie et d'efficacité ; je veux parler de l'eau minérale ferrugineuse, acidule ou gazeuse d'Amphion. Déjà très-courues bien avant la révolution de 1789, fréquentées à la même époque, pendant plusieurs années successives, par LL. MM. le roi et la reine de Sardaigne, le prince et la princesse de Piémont, la duchesse du Chablais et leur brillante suite, ces eaux ont eu leurs vicissitudes; délaissées assez longtemps par la grande affluence des étrangers qui s'y rendaient, elles se relèvent maintenant de l'oubli dans lequel un caprice insaisissable de la mode les avait plongées, et tout fait espérer qu'elles regagneront leur prospérité première.

La fontaine d'Amphion, distante d'un quart d'heure d'Evian, occupe une position séduisante sur le versant d'une colline belle de culture et de végétation, ombragée d'arbres gigantesques qui lui donnent par leur variété et leur distribution, un aspect agréablement pittoresque.

En face de la fontaine abritée par un hangar couvert, se trouve une fort jolie promenade bordée de peupliers et un édifice d'une construction simple, élégante renfermant un vaste salon ayant vue sur le lac. On eût pu difficilement imaginer un emplacement plus délicieux pour offrir un but de promenade aux personnes qui viennent rétablir leur santé dans cette belle contrée.

On peut s'y rendre à pied ou par la voie d'un omnibus qui fait ce trajet matin et soir, sans parler des voitures à volonté mises à peu de frais à la disposition des étrangers.

Cette eau minérale acidule, d'une odeur ferrugineuse bien caractérisée, froide, limpide, invariable dans sa température et son abondance, exhale une odeur sulfureuse par les temps d'orage et d'électricité, elle dépose sur son passage un sédiment rouge, ocreux.

Analysée pour la première fois, en 1772 et en 1786, par M. Tingry, elle mérita en outre de la part de ce chimiste distingué, un mémoire signalant ses vertus médicinales qu'il lut à la Société de physique de Genève en 1808.

Il résulte de cette analyse, que l'eau d'Amphion contient comme élément prédominant : le fer, une quantité notable de gaz acide carbonique libre, indépendamment de la dose de cet acide, utilisée à carbonater le fer et les alcalis qui lui sont associés, tels que l'hydrochlorate de chaux, le s. proto-carbonate de soude, le s. carbonate de chaux, de magnésie, alumine et silice; près de sept grains de ces sels combinés, par livre d'eau.

L'eau ferrugineuse, comme la plupart des eaux de cette nature, s'altère au contact de l'air et ne supporte pas le transport, parce que l'oxigène la dépouille du sel de fer qu'elle renferme et qui se précipite.

Sous influence de la compression, l'eau pouvant dissoudre cinq ou six fois son volume de gaz acide carbonique, il est à présumer que l'on favoriserait la dissolution deséléments ferrugineux de l'eau d'Amphion, en la saturant d'une plus grande quantité de ce gaz, comme on le pratique pour les eaux minérales artificielles ; c'est du moins un essai que j'engagerai l'administration à faire, dans le but de rendre cette eau plus homogène et susceptible d'être exportée.

Cette eau ne se prend qu'en boisson, en commençant par un ou deux verres, matin et soir, pour augmenter ensuite graduellement, suivant l'âge, la tolérance de l'estomac et la nature de la maladie. De cette manière, on en porte la dose jusqu'à douze ou quinze verres par jour ; pour la rendre plus passante, quelques personnes prennent quelques pastilles de menthe ou de chocolat, des anis sucrés, d'autres la boivent avec du sirop.

Tonique, apéritive, emménagogue, l'eau d'Amphion, à l'instar des eaux minérales fortement gazeuses porte à la tête, cause de l'ivresse, un besoin invincible de dormir ; aussi son administration réclame-t-elle de la part du médecin une grande circonspection, et du côté des malades, une extrême docilité.

Sévèrement contre-indiquée chez les sujets pléthoriques, irritables, elle rend la vie à ceux qui sont pâles anémiques, d'une constitution molle, énervés par les excès ; elle active l'hématose du sang, qu'elle rend plus fibrineux, coagulable, elle colore les tissus ; en un mot, sous l'empire de sa bienfaisante influence, l'assimilation, la circulation, la respiration, la nutrition se rétablissent dans une parfaite intégrité.

Ces propriétés générales la rendent utile dans les maladies suivantes :

1° Dans la langueur des fonctions digestives

par défaut d'énergie vitale de l'estomac ; la diarrhée chronique, les hémorrhagies passives, le flux hémorrhoïdal immodéré, la gastralgie leucorrhéique ;

2° Dans les maladies du système lymphatique, scrofules, rachitisme, dans les affections vermineuses, l'œdème chronique, l'hydropisie, les engorgements viscéraux succédant aux fièvres de long cours ;

3° Dans la chlorose, l'aménorrhée par faiblesse, les troubles de la menstruation qu'elle provoque, modère ou suspend ; dans les néyralgies dépendantes de la chlorose, dans la stérilité, en guérissant des infirmités nuisibles à la conception ; le prolapsus utérin ;

4° Dans la faiblesse virile, la blennorrhée, l'atonie, l'inertie, la paralysie de la vessie, l'incontinence d'urine nocturne, l'hématurie passive.

Au demeurant, les eaux d'Amphion constituent un agent thérapeutique des plus précieux dans cette nombreuse classe de maladies apyrétiques qui commandent l'emploi des toniques, etc.

OBSERVATIONS.

CHLOROSE COMPLIQUÉE DE DÉFAUT D'EXHALATION PRIMITIVE DU FLUX MENSTRUEL.

Obs. Ire. — Mlle B., faible, délicate, âgée de quatorze ans, a donné jusqu'ici de continuelles inquiétudes à ses parents sur l'état chétif de sa santé; très-pâle, sans force musculaire, le moindre exercice la fatigue, lui procure des étouffements et des palpitations de cœur, surtout lorsqu'elle monte un escalier ou un point un peu élevé; pouls faible, fréquent (120), bruit du cœur et des carotides prononcé, anorexie, le sommeil, quoique passable, n'est point réparateur, l'exhalation du liquide menstruel ne s'est point encore effectué, mais de temps à autre il existe un écoulement leucorrhéique. La malade commença la cure sous la surveillance de sa mère, prit deux verres d'eau martiale d'Amphion le premier jour, et augmenta journellement d'un, suivant la tolérance de l'estomac; dans le principe elle ressentit des vertiges, des maux de tête, pesanteur dans les jambes et d'autres malaises généraux qui furent de courte durée; le dixième jour, la malade n'en est qu'à son huitième verre que déjà un changement dans son état favorable s'est opéré, l'appétit et le sommeil sont meilleurs, la surface du corps s'est un peu colorée, les sécrétions sont naturelles; successivement l'amélioration devient toujours plus remarquable, la vitalité s'est relevée, le sang a subi une notable modification dans sa qualité et sa quantité, elle se livre depuis quelques jours à la promenade, elle n'est plus essoufflée lorsqu'elle fait une montée; le vingt-sixième jour, la malade voit pour la première fois et pendant deux jours sans douleur, d'un sang assez coloré ; dès cette époque, la cure fut continuée avec un succès toujours croissant jusqu'au trente-deuxième jour qu'elle fut terminée aussi heureusement que possible pour la santé de cette enfant et la satisfaction de sa mère.

CHLOROSE AMÉNORRHÉIQUE.

Obs. II. — Mlle C., âgée de dix-huit ans, de stature moyenne, teint chlorotique, vint à Evian, en 1846, faire usage des eaux d'Amphion, accompagnée de ses parents, auxquels l'état de sa santé inspirait des craintes sérieuses. Ses règles avaient paru pour la première fois à l'âge de quinze ans, et présenté assez de régularité jusque dans le courant de l'année 1844 ; dès lors, elles sont dérangées, souvent leur apparition a été fort douloureuse et ce trouble fonctionnel s'est enfin terminé par leur suppression, entraînant avec elle une grave altération dans l'état de la santé générale.

Lorsque la malade commença la cure martiale, elle éprouvait depuis longtemps les symptômes suivants plus ou moins intenses : Céphalalgies violentes, douleurs dans les lombes, engourdissement dans les membres, lassitude générale accompagnée d'une leucorrhée abondante datant de huit mois, appétit presque nul ou capricieux, digestions laborieuses, sommeil très-agité, constipation habituelle, battements de cœur très-intenses avec bruit de souffle au premier temps, pouls à cent pulsations par minute.

Le quinzième jour, la malade qui supporte bien la boisson en est à ses douze verres; elle se sent déjà beaucoup mieux, la physionomie change d'aspect, les symptômes de son affection s'effacent peu à peu, les forces renaissent à vue d'œil, le teint s'anime, la malade peut se livrer à la promenade sans trop de fatigue; le vingt-cinquième jour, retour des règles qui durent quatre jours, assez abondantes et sans douleur; le trente-cinquième, l'amélioration suit une marche progressive si favorable, que la cure est suspendue, la malade se sentant tout à fait bien.

DYSPEPSIE, EMBARRAS GASTRIQUES RÉPÉTÉS.

Obs. III. — Mme *, âgée de quarante ans environ, d'un tempérament sanguin-bilieux, éprouve depuis plus d'une année des embarras gastriques fréquents caractérisés par l'amertume de la bouche, un enduit jaune de la langue, le dégoût pour les aliments, des nausées plus ou moins fréquentes suivies parfois de vomissements, d'un sentiment de douleur, de pesanteur ou d'embarras à l'épigastre; ces symptômes ont été plus ou moins intenses et souvent amendés par les divers traitements dirigés par le médecin de la malade, qui, pour transiger avce les récidives de cette affection ancienne et tenace, conseilla une cure d'Amphion.

La boisson, portée graduellement à la dose de dix verres par matinée, ne put pas être dépassée et ne tarda pas à déterminer un changement complet dans l'état de la malade; le retour de l'appétit, le bon état des fonctions digestives, la cessation des troubles nerveux et l'accroissement progressif des forces en furent la conséquence immédiate; bientôt la peau jaune clair, au début de la cure, s'anima du premier éclat de son colori naturel, tout marcha vers un mieux, de jour en jour plus sensible pour les personnes nombreuses qui s'intéressaient au parfait rétablissement de la santé de cette malade, dont leurs vœux et les siens furent pleinement satisfaits dans l'espace d'un mois consacré à cette cure efficace.

ENTÉRITE CHRONIQUE.

Le fils ***, âgé de quatre ans, lymphatique, est atteint depuis plusieurs mois d'une diacrise folliculeuse gastro-intestinale, pour laquelle l'eau d'Amphion prise à la source, fut conseillée.

Cet enfant, faible, languissant, a la peau habituellement sèche, d'une teinte légèrement ictérique; les symptômes qui se rattachent au trouble fonctionnel de l'estomac sont moins saillants que ceux des intestins; ceux-ci consistent en un grand relâchement de cette muqueuse, accompagné de selles liquides, jaunâtres, muqueuses, tantôt apyrétiques ou suivis de fièvre, de céphalalgie, d'insomnie; nous les avons vu, pendant sa cure, présenter un jour des excerbations d'une intensité considérable, brusquement suivis de délire et de convulsions répétées si compromettantes pour la vie du malade, que nous avons craint un instant de ne pouvoir conjurer l'orage; mais, grâce à l'influence combinée des moyens énergiques employés, il se dissipa; la cure put être reprise et ses résultats furent des plus heureux.

L'ensemble des caractères symptomatiques de cette maladie profonde se dissipa dans l'espace d'un mois, éteignant complètement cette irritation sécrétoire du tube digestif privé depuis longtemps de cette vitalité nécessaire à l'accomplissement de ses actes fonctionnels. A la médication ferrugineuse fut adjoint l'emploi de bains hydro-sulfureux, dans le but de porter une révulsion favorable sur le système tégumentaire, et de rendre ses fonctions plus actives.

J'ai eu fréquemment l'occasion d'employer avec succès l'eau d'Amphion dans plusieurs épidémies de coqueluche régnant dans ce pays, lorsque les enfants parvenus à la troisième période de cette affection présentaient cet état de faiblesse et de prostration de forces qui succède aux deux premières particulièrement caractérisées par des phénomènes inflammatoires et spasmodiques. L'observation suivante peut servir de type pour les résultats que j'en ai obtenus dans d'autres cas analogues.

Obs. V. — Mlle P., de Paris, était atteinte d'une coqueluche dont les symptômes avaient présenté depuis cinq semaines beaucoup d'intensité ; son médecin, M. le docteur Le Breton, ayant conseillé dans cette occurrence l'émigration ; Mlle accompagna sa mère qui venait pour la seconde année faire une cure à Evian.

Cette enfant, âgée de douze ans environ, à son arrivée à Evian, dans le mois d'août 1845, était fort pâle, extrêmement fatiguée par des accès de toux quinteuse, et des vomissements répétés qui furent encore très-violents quelques jours après son arrivée dans cette ville, et que je parvins à calmer par l'usage du sirop d'ipécacuanha administré chaque matin jusqu'à dose une fois vomitive, et l'emploi d'une potion calmante, antipasmodique, dans l'intervalle des accès.

Lorsque le moment d'employer les toniques fut bien dessiné, je priais Madame d'accorder à l'eau ferrugineuse d'Amphion la préférence sur la médication martiale pharmaceutique qu'avait prescrit pour cette époque, M. Le Breton, ignorant, sans doute, qu'il existait aux environs d'Evian une eau martiale naturelle très-active.

L'effet en fut des plus rapides, chaque jour on la voyait reprendre des forces, de la gaieté, sa figure s'animer d'un coloris plus éclatant, l'appétit, les digestions et l'embonpoint se manifester; puis cette amélioration marquante se termina dans vingt jours par un retour vers la santé la plus brillante et parfaite.

Il n'est point difficile d'expliquer l'efficacité de ces eaux dans les maladies scrofuleuses lymphatiques, et leurs complications vermineuses et strumeuses, si l'on considère que l'état de ces constitutions et leurs phénomènes morbides dépendent du manque de vitalité et d'éléments de nutrition du sang, de la mauvaise élaboration de la lymphe par l'état de torpeur du système glandulaire, et que l'action tonique de ces eaux, secondée par l'influence hygiénique de l'atmosphère de ces lieux et du régime, répare, reconstitue ces fluides altérés, et leur imprime une activité nouvelle, en remédiant aux conséquences de leur appauvrissement ou de leur vicieuse élaboration.

On obtient dans la ménorrhagie des effets aussi remarquables de l'eau ferrugineuse d'Amphion que dans la chlorose et l'aménorrhée, avec lesquels cet état morbide, quoique différent en apparence, présente beaucoup d'analogie. En effet, dans la ménorrhagie, la menstruation devenant excessive, plonge les malades dans l'anéantissement le plus profond, détermine la décoloration des tissus et un véritable état chlorotique, et c'est en substituant au sang l'élément cruorique et le fer qui lui manque, en rendant ce fluide plus plastique et coagulable, que l'eau d'Amphion remédie si bien aux accidents ménorrhagiques, que dans moins d'un mois l'on voit souvent les règles paraître moins abondantes et plus colorées, le teint des malades prendre sa coloration normale et la santé générale se rétablir.

FIN.

TABLE DES MATIÈRES.

BIBLIOTHÈQUE R. F.

FIN DE LA TABLE.

205

www.ingramcontent.com/pod-product-compliance
Ingram Content Group UK Ltd.
Pitfield, Milton Keynes, MK11 3LW, UK
UKHW031936260826
14628UKWH00004B/1655

9 782329 407258